Ashok Kumar
Kapil Avasthi

Um olhar sobre o cancro do colo do útero

Ashok Kumar
Kapil Avasthi

Um olhar sobre o cancro do colo do útero

ScienciaScripts

Imprint

Any brand names and product names mentioned in this book are subject to trademark, brand or patent protection and are trademarks or registered trademarks of their respective holders. The use of brand names, product names, common names, trade names, product descriptions etc. even without a particular marking in this work is in no way to be construed to mean that such names may be regarded as unrestricted in respect of trademark and brand protection legislation and could thus be used by anyone.

Cover image: Disponibilizado pelo autor

This book is a translation from the original published under ISBN 978-620-2-31395-7.

Publisher:
Sciencia Scripts
is a trademark of
Dodo Books Indian Ocean Ltd. and OmniScriptum S.R.L publishing group

120 High Road, East Finchley, London, N2 9ED, United Kingdom
Str. Armeneasca 28/1, office 1, Chisinau MD-2012, Republic of Moldova, Europe
Printed at: see last page
ISBN: 978-620-7-86318-1

Uma visão geral do cancro do colo do útero

[1]Kapil Avasthi * e Ashok Kumar *[2]

1&2Departamento de Genética Médica, Sanjay Gandhi Post Graduate Institute of Ciências Médicas (SGPGIMS), Lucknow, Índia

*** Contribuições iguais**

Autor correspondente

Dr. Ashok Kumar

Departamento de Genética Médica,

Sanjay Gandhi Post Graduate Institute of Medical Sciences (SGPGIMS),

Lucknow (Índia) 226014

Correio eletrónico: chemistry.ashok83 @gmail.com

Telefone: 91- 522-2494356/8 (O), +91-8840078782

Fax: 91-522-2668017

Emails :

1) Kapil Avasthi, MSc   kapilavasthi6@gmail.com

2) Ashok Kumar, PhD   chemistry.ashok83@gmail.com

ÍNDICE

1. INTODUÇÃO

1.1 Cancro

O cancro é uma doença devastadora que afecta quase todas as idades. As células cancerosas são células que perderam o controlo habitual sobre o seu crescimento e divisão. Caracterizam-se pela imortalização, transformação e metástases. A metástase distingue um tumor maligno (que invade o tecido normal) de um tumor clinicamente benigno (que não invade o tecido normal). Estas células cancerosas podem ser comparadas com células normais para identificar a base genética da formação do tumor. Em 1976, Nowell et al. sugeriram que um tumor surge a partir de uma única célula progenitora que prolifera e gera numerosas sub-linhagens que podem ramificar-se ou morrer (Nowell, et al. 1976). Nessa altura, já se sabia que a progressão do cancro é um processo darwiniano de seleção de clones malignos de células tumorais (Foulds, et al. 1957). Os tumores tendem a tornar-se mais agressivos à medida que se desenvolvem. Foulds et al. 1957 sugerem que a progressão dos tumores é um processo em várias etapas e que cada etapa é definida pela mutação ou perda de genes específicos. Para além disso, as alterações epigenéticas e o desenvolvimento de aneuploidia também contribuem para o processo (Duesberg e Rasnick 2000). A formação de tumores pode ser espontânea ou induzida por carcinogéneos ou vírus tumorais. A nível molecular, é causada pela ativação de oncogenes, pela perda de função de genes supressores de tumores, pela desregulação de genes de reparação do ADN e pela estabilidade genómica (Croce, et al. 2001). Todos estes factores, isoladamente ou em sequência, podem desencadear e/ou promover a progressão do cancro. Podem ser necessários dez anos ou mais para detetar o cancro após a primeira exposição a estímulos carcinogénicos. Os dados relativos apenas aos Estados Unidos indicam que, em 2009, deverão ser diagnosticados cerca de 14 79 350 novos casos de cancro, excluindo os cancros da pele e os cancros não invasivos de qualquer local (exceto da bexiga). Prevê-se que cerca de 5 62 340 pessoas morram de cancro em 2009 (Cancer Facts and Figures 2009).

O cancro causado pelo consumo de cigarros e de álcool pode ser completamente evitado se se limitar o seu consumo. A American Cancer Society calcula que, em 2009, cerca de 1 69 000 mortes por cancro serão causadas apenas pelo tabaco. Os dados sugerem que cerca de 1 87 447 mortes por cancro estarão ligadas à inatividade física, à má alimentação e ao excesso de peso ou obesidade e poderiam também ser evitadas. O cancro causado pelo tabagismo e pelo consumo de álcool pode ser completamente evitado se se limitar o seu consumo. De acordo com as estimativas de 2009 da American Cancer Society, prevê-se que cerca de 1 69 000 mortes por cancro sejam causadas apenas pelo tabaco. Os dados sugerem que cerca de 1 87 447 mortes por cancro estarão ligadas à inatividade física, à má alimentação e ao excesso de peso ou obesidade e poderiam também ser evitadas. Os cancros causados pelo papilomavírus humano (HPV), pelo vírus da hepatite B, pelo vírus da imunodeficiência humana e outros podem ser evitados através da utilização de vacinas e/ou antibióticos.

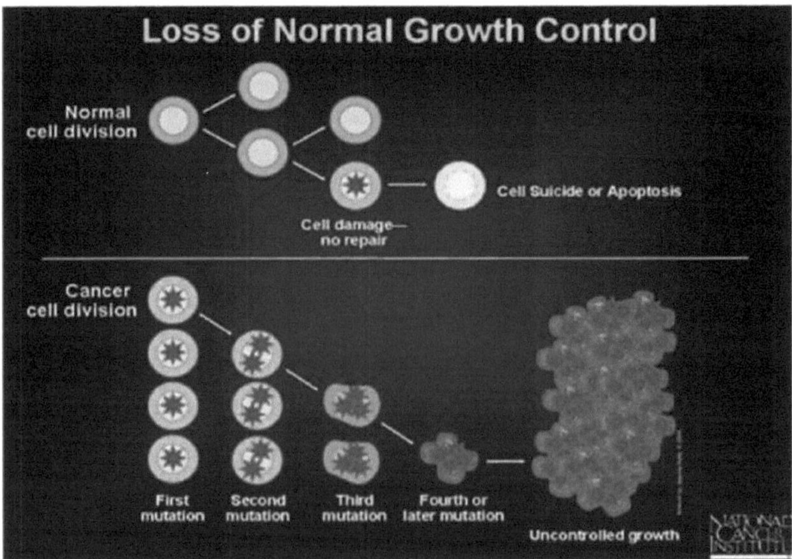

Fig. 1. Divisão celular normal ou cancerosa (www.unc.edu.com)

O desenvolvimento de tumores é mais frequentemente descrito como uma seleção natural seguida de expansão clonal, resultando em tumores monoclonais que surgem da descendência de uma única célula (Nowell 1976). As aberrações que conferem vantagens de crescimento à célula acumulam-se durante o processo de seleção clonal. Estas alterações são a consequência de vários processos: (i) a ativação de proto-oncogenes, tornando o gene constitutivamente ativo ou ativo em condições em que o gene de tipo selvagem não o é, (ii) a inativação de genes supressores de tumores, reduzindo ou abolindo a atividade do produto do gene, (iii) a alteração de genes de reparação, que normalmente mantêm as alterações genéticas a um nível mínimo. As análises genómicas centradas nas aberrações estruturais e numéricas dos cromossomas há muito que sugerem que o cancro é, na sua essência, uma doença genética (Vogelstein et al, 2004).

Causas do cancro

Um carcinogéneo físico que inclui a exposição excessiva à luz solar, aos raios UV e às radiações ionizantes.

Os carcinogéneos biológicos incluem certos vírus, bactérias e parasitas.

Os carcinogéneos químicos podem ser toxinas ambientais produzidas por certas espécies de fungos venenosos, aflatoxinas produzidas por bolores que crescem nos amendoins, benzeno e outros produtos químicos ou consumo excessivo de álcool.

Problemas genéticos, que incluem mutações nos genes, algumas das quais são hereditárias. Incluem também um estilo de vida sedentário ou maus hábitos alimentares.

A obesidade e a inatividade física, nomeadamente a falta de exercício, favorecem o desenvolvimento dos cancros do cólon, da mama e do pâncreas.

No entanto, as origens exactas de muitos cancros continuam por esclarecer.

Desenvolvimento do cancro

O cancro é um processo em várias fases que compreende uma sequência de eventos que evoluem de um fenótipo pré-canceroso para um fenótipo canceroso durante um determinado período de tempo. Estes eventos estão principalmente associados à exposição do ADN a substâncias carcinogénicas dentro ou fora do corpo. Existem três fases no desenvolvimento do crescimento canceroso:

1. Mutação do ADN

2. Promoção, envolvendo a proliferação descontrolada e o crescimento de células mutantes.

3. Metástases, ou seja, a migração e disseminação de células cancerígenas para tecidos vizinhos ou partes distantes do corpo.

1.1.1 Tipos de cancro

Existem 100 tipos de doenças conhecidas, classificadas de acordo com a sua origem e as partes do corpo afectadas. Existem cinco grupos principais:

Sarcomas: localizados na cartilagem, osso, músculo, tecido conjuntivo e gordura.

Linfomas: desenvolvem-se nos gânglios linfáticos e no sistema imunitário.

Carcinoma: presente em partes externas e internas do corpo, como a mama, o cólon e o pulmão.

Adenomas: ocorrem na tiroide, nas glândulas supra-renais e na glândula pituitária.

Leucemia: localizada na medula óssea e frequentemente presente no sangue.

2. CANCRO DO COLO DO ÚTERO

De acordo com a Organização Mundial de Saúde (OMS 2002), o cancro do colo do útero é o segundo cancro que mais mata no mundo. O cancro do colo do útero está associado ao colo do útero nas mulheres. As células pré-cancerosas são descritas como neoplasia intra-epitelial cervical (NIC), lesões intra-epiteliais escamosas (SIL) e displasia. As células pré-cancerosas podem evoluir para cancro. O cancro do colo do útero não apresenta sintomas nas fases iniciais, até atingir a fase vigorosa. Pode ser diagnosticado através de um teste de Papanicolau (visualização microscópica de um esfregaço para analisar a morfologia das células). A camada exterior da pele do colo do útero chama-se ectocérvix e a camada interior, produtora de muco, chama-se endocérvix. A malignidade das células da ectocérvix é conhecida como carcinoma espinocelular do colo do útero, que representa cerca de 80-90% dos cancros do colo do útero. O termo adnocarcinoma do colo do útero foi cunhado para descrever a malignidade das células endocervicais, que representa cerca de 10-20% dos cancros do colo do útero.

Existem outros tipos raros de cancro do colo do útero, nomeadamente o linfoma cervical primário, que afecta os gânglios linfáticos da região cervical. No entanto, este tipo de cancro não é comum. O cancro neuroendócrino do colo do útero é um dos tumores agressivos que é difícil de detetar ou, por vezes, mal diagnosticado. O malenoma do colo do útero pode formar-se na sequência da migração de uma lesão metastática de outra parte do corpo. O carcinoma adenoide cístico do colo do útero ocorre principalmente em doentes mais velhas nas fases iniciais do diagnóstico. (Saonere 2010).

Entre as causas de mortalidade por cancro nas mulheres, o cancro do colo do útero é a terceira principal causa de morte no mapa mundial, sendo responsável por cerca de 2 88 000 mortes por ano. Todos os anos, os países em desenvolvimento registam cerca de 5,10,000 novos casos, o que representa cerca de 80% do número total de incidentes. Na Índia, o cancro do colo do útero representa 85% de todos os casos de cancro (Cancer facts and figures 2006). O número de casos de cancro do colo do útero está a aumentar na Índia. Em 2000, registaram-se cerca de 1,26,000 novos casos de cancro do colo do útero e 71,000 mortes (Sankaranarayanan et. al., 2004). A falta de sensibilização e o estigma social estão associados à escassez de dados estatísticos sobre os doentes com cancro do colo do útero.

Sinais e sintomas

Alguns sinais e sintomas do cancro do colo do útero estão associados principalmente a fases avançadas da infeção, nomeadamente NIC 3-4, mas os estudos também demonstraram que entre 15,7% e 32% das mulheres com fases iniciais do cancro do colo do útero também apresentam sintomas no momento da consulta (SIGN 2008).

Alguns sinais e sintomas do cancro do colo do útero podem ser comuns aos da infeção genital por Chlamydia trachomatis, a hemorragia pós-menopausa pode ser um sintoma de cancro do endométrio e este grupo de mulheres requer um exame pélvico durante a avaliação, a hemorragia vaginal anormal, como a hemorragia inter-menstrual (SIM) ou a hemorragia pós-coital (SPC) é também um sintoma comum. No entanto, nas mulheres com menos de 25 anos, o risco de cancro do colo do útero em caso de SOP é menor do que nas mulheres com mais de 35 anos, que correm um risco mais elevado (Imagines 2008).A dor à volta do colo do útero pode ser sentida durante as relações sexuais. Nas fases avançadas do cancro do colo do útero, pode ocorrer uma grave perda de apetite, perda de peso, dores pélvicas, dores nas costas e nas pernas. Pode haver hemorragia intensa da vagina, perdas de urina ou mesmo fezes a sair da vagina. Em alguns casos, podem ocorrer fracturas ósseas na zona pélvica (Saonere 2010).

Numa fase avançada, a mulher pode ter um corrimento vaginal muito abundante, cor de palha, com sangue e com mau cheiro, que pode conter uma mistura de sangue, tecido pulsátil, urina e fezes, o que pode levar a uma infeção bacteriana vaginal que produz gases com mau cheiro. As bactérias não são completamente eliminadas, mas uma boa higiene pode controlar o cheiro do corrimento. Podem ser tomados antibióticos, como a doxiciclina, a amoxicilina e o metronidazol, embora os antibióticos possam representar um risco adicional de adquirir vaginite fúngica como efeito secundário. Em alguns casos, pode ocorrer hemorragia vesicular ou fístula reto-vaginal. Em alguns casos, o orifício pode situar-se entre a vagina e o reto, fazendo com que as fezes passem através da vagina (PATH 2000).

2.1 Factores de risco para o cancro do colo do útero

O diagnóstico do cancro do colo do útero, que ajuda a definir os diferentes estádios, pode ser classificado utilizando critérios histopatológicos que seguem o Royal College of Pathologists. Os relatórios dos tumores do colo do útero indicam o tipo, o tamanho e a extensão do tumor. A profundidade e o modo de invasão também podem ser determinados. Invasão do espaço linfovascular, se o tumor está presente e a sua distância em relação à margem. O estado dos gânglios linfáticos e qualquer indicação de invasão ou de doença pré-invasiva. Esta avaliação deve ser meticulosa e bem padronizada, porque o diagnóstico efectuado determina o início e o curso do tratamento (Scottish Intercollegiate Guidelines Network 2008).

Existem vários estádios do cancro do colo do útero, que identificam a extensão e o local da infeção. A primeira fase é a fase 0, também conhecida como carcinoma cervical in situ. Está localizado na camada superior de células ao longo da linha do colo do útero. O carcinoma in situ não é considerado cancro, mas em alguns casos pode evoluir para cancro se não for tratado (Cancer Research UK 2011).

O cancro do colo do útero na fase 1 encontra-se apenas no colo do útero. A fase 1 está dividida em dois grupos: A e B. No estádio 1A, apenas se encontra um pequeno cancro microscópico no tecido cervical, medindo cerca de 5 a 7 milímetros. A fase 1B pode ser ligeiramente maior do que 7 milímetros e pode atingir um tamanho de 4 centímetros, que pode ser visível mesmo sem um microscópio. O cancro do colo do útero no estádio 2 espalha-se do colo do útero para a parte superior da vagina. O estádio 2A significa que se espalhou para dois terços da vagina, sem afetar outros tecidos à volta do útero, ao contrário do estádio 2B, em que pode espalhar-se ligeiramente para outros tecidos à volta do útero, bem como para dois terços da vagina. Na fase 3, o cancro do colo do útero espalha-se para a parte inferior da vagina e estende-se à parede pélvica e aos gânglios linfáticos circundantes. No estádio 3A, o cancro do colo do útero espalha-se para o terço inferior da vagina, mas não afecta a parede pélvica. No estádio 3B, o cancro do colo do útero estende-se à parede pélvica e o tumor é suficientemente grande para bloquear os ureteres, o que pode provocar o aumento do tamanho dos rins ou mesmo a sua interrupção, com risco de infeção dos gânglios linfáticos. O estádio mais grave é o estádio 4, em que o cancro do colo do útero se espalhou para a bexiga, o reto e mesmo para outras partes do corpo. No estádio 4B, o cancro do colo do útero pode mesmo espalhar-se para o fígado, o trato intestinal ou os pulmões, o que o torna muito mortal (Saonere et al 2010).

Um fator de risco é qualquer coisa que afecte a probabilidade de contrair uma doença como o cancro. Os factores de risco variam de um cancro para outro. Por exemplo, a exposição da pele à luz solar intensa é um fator de risco para o cancro da pele. O tabagismo é um fator de risco para muitos tipos de cancro. Mas ter um fator de risco, ou mesmo vários, não significa que se venha a contrair a doença. Vários factores de risco aumentam a probabilidade de desenvolver cancro do colo do útero. As mulheres que não apresentam nenhum destes factores de risco raramente desenvolvem cancro do colo do útero. Embora estes factores de risco aumentem a probabilidade de desenvolver cancro do colo do útero, muitas mulheres com estes riscos não desenvolvem a doença. Quando uma mulher desenvolve cancro do colo do útero ou alterações pré-cancerosas, nem sempre é possível afirmar com certeza que um determinado fator de risco é a causa. Quando se pensa em factores de risco, é útil concentrar-se naqueles que podem ser alterados ou evitados (como o tabagismo ou a infeção pelo papilomavírus humano), em vez daqueles que não podem ser alterados (como a idade e a história familiar). No entanto, é importante estar ciente dos factores de risco (listados abaixo) que não podem ser alterados, uma vez que é ainda mais importante que as mulheres com estes factores façam testes regulares de Papanicolau para detetar o cancro do colo do útero numa fase inicial.

> Infeção pelo papilomavírus humano
> Fumar
> Imunossupressão
> Infeção por clamídia
> Uma dieta pobre em frutas e legumes
> Utilização prolongada de contraceptivos orais (pílulas anticoncepcionais)
> Utilização de um dispositivo intrauterino
> Ter várias gravidezes de termo
> Ter menos de 17 anos de idade aquando da primeira gravidez de termo
> Pobreza
> Dietilstilbestrol (DES)
> Uma história familiar de cancro do colo do útero

Infeção pelo papilomavírus humano

Os países em vias de desenvolvimento continuaram a sublinhar a importância do cancro da mama, enquanto que, ao longo dos anos, o cancro do colo do útero tem reinado como uma das principais causas de morbilidade e mortalidade, devido ao nível de sensibilização da sociedade e dos prestadores de cuidados de saúde, em contraste com países desenvolvidos como a Finlândia, que registou um aumento do vírus HPV sem impacto na mortalidade (OMS 2002).

O principal fator de risco para o cancro do colo do útero é a infeção pelo papilomavírus humano (HPV). O HPV é um grupo de mais de 150 vírus relacionados, alguns dos quais causam um tipo de crescimento chamado *papiloma,* mais vulgarmente conhecido como *verruga.* O HPV pode infetar as células da superfície da pele e as que revestem os órgãos genitais, o ânus, a boca e a garganta, mas não o sangue ou os órgãos internos, como o coração ou os pulmões. O HPV pode ser transmitido de uma pessoa para outra através do contacto pele com pele. As relações sexuais, incluindo o sexo vaginal, anal e mesmo oral, são uma forma de transmissão do HPV. Diferentes tipos de HPV causam verrugas em diferentes partes do corpo. Alguns causam verrugas comuns nas mãos e nos pés; outros tendem a causar verrugas nos lábios ou na língua. Alguns tipos de HPV podem causar verrugas nos órgãos genitais femininos e masculinos e na região anal. Estes *tipos de* HPV são considerados de *baixo risco* porque raramente estão associados ao cancro. Outros tipos de HPV são considerados *de alto risco* porque estão fortemente ligados ao cancro, incluindo o cancro do colo do útero, da vulva e da vagina nas mulheres, o cancro do pénis nos homens e os cancros do ânus, da boca e da garganta nos homens e nas mulheres. Os médicos acreditam que uma mulher tem de estar infetada com HPV para desenvolver cancro do colo do útero. Embora possa ser qualquer tipo de alto risco, cerca de dois terços de todos os cancros do colo do útero são causados pelo HPV 16 e 18. A infeção pelo HPV é comum e, na maioria das pessoas, o corpo consegue eliminar a infeção por si próprio. No entanto, por vezes, a infeção não desaparece e torna-se crónica. A infeção crónica, particularmente quando causada por certos tipos de HPV de alto risco, pode eventualmente levar a certos tipos de cancro, como o cancro do colo do útero. Embora atualmente não exista cura para a infeção por HPV, existem formas de tratar as verrugas e o crescimento anormal das células causado pelo HPV.

A investigação sobre o HPV (papilomavírus humano) começou ativamente na segunda metade da década de 1970, quando Meisels e Fortin publicaram dois relatórios que descreviam o aparecimento de "coilócitos" em esfregaços cervicais que indicavam a presença de uma infeção por papilomavírus [Meisels e Fortin, 1976; Meisels et. al., 1981]. Os coilócitos são células produtoras de partículas de papilomavírus que assumem a forma de um olho de coruja devido ao encolhimento do núcleo e a um halo translúcido que rodeia o núcleo. O HPV16 e o HPV18 foram os primeiros tipos de HPV isolados diretamente de biopsias cervicais. Foram clonados em 1983 e 1984, respetivamente [Durst et. al., 1983; Boshart et. al., 1984], o que levou a uma rápida expansão do campo. Nos anos que se seguiram, sabia-se mais sobre a infeção por HPV e as funções dos oncogenes virais foram melhor compreendidas.

Fumar

Quando as pessoas fumam, elas e as pessoas que as rodeiam são expostas a numerosas substâncias químicas cancerígenas que afectam outros órgãos para além dos pulmões. Estas substâncias nocivas são absorvidas pelos pulmões e transportadas pela corrente sanguínea para todo o corpo. As mulheres que fumam têm cerca de duas vezes mais probabilidades de contrair cancro do colo do útero do que as não fumadoras. Foram encontrados subprodutos do tabaco no muco cervical das fumadoras. Os investigadores acreditam que estas substâncias danificam o ADN das células cervicais e podem contribuir para o desenvolvimento do cancro do colo do útero. Fumar também torna o sistema imunitário menos eficaz no combate às infecções por HPV.

Imunossupressão

O vírus da imunodeficiência humana (VIH), que causa a SIDA, danifica o sistema imunitário e coloca as mulheres em maior risco de infeção por HPV. Isto pode explicar porque é que as mulheres com SIDA têm um risco mais elevado de cancro do colo do útero. O sistema imunitário desempenha um papel importante na destruição das células cancerosas e no abrandamento do seu crescimento e propagação. Nas mulheres seropositivas, o pré-cancro do colo do útero pode evoluir para um cancro invasivo mais rapidamente do que seria normal. Outro grupo de mulheres em risco de cancro do colo do útero são as que tomam medicamentos para suprimir a sua resposta imunitária, como as que estão a ser tratadas para uma doença autoimune (em que o sistema imunitário considera os tecidos do próprio corpo como estranhos e ataca-os, como faria com um germe) ou as que foram submetidas a um transplante de órgãos.

Infeção por clamídia

A clamídia é uma bactéria relativamente comum que pode infetar o sistema reprodutor. É transmitida por contacto sexual. A infeção por clamídia pode causar inflamação pélvica e infertilidade. Alguns estudos demonstraram um risco mais elevado de cancro do colo do útero em mulheres cujos resultados de análises ao sangue revelam uma infeção passada ou presente por clamídia (em comparação com mulheres cujos resultados das análises são normais). As mulheres infectadas com clamídia muitas vezes não apresentam sintomas. De facto, podem nem sequer saber que estão infectadas, a não ser que façam o teste da clamídia durante um exame pélvico. Tal como a maioria das doenças sexualmente transmissíveis, a clamídia pode ser prevenida através da utilização de preservativos. No caso da infeção pelo HPV, a utilização do preservativo como estratégia de prevenção primária demonstrou cientificamente ser ineficaz, mas o preservativo pode reduzir os riscos associados a DST como o VIH/SIDA, a clamídia e o herpes genital, que deprimem o sistema imunitário do corpo e aumentam o risco de cancro do colo do útero (Herbert & Coffin 2008).

Uma dieta pobre em frutas e legumes

As mulheres cuja dieta não inclui fruta e legumes suficientes podem ter um risco acrescido de cancro do colo do útero.

Utilização prolongada de contraceptivos orais (pílulas anticoncepcionais)

Existem provas de que a utilização prolongada de contraceptivos orais (CO) aumenta o risco de cancro do colo do útero. A investigação sugere que o risco de cancro do colo do útero aumenta à medida que a mulher toma contraceptivos orais, mas que o risco volta a diminuir depois de os contraceptivos orais serem interrompidos. Num estudo, o risco de cancro do colo do útero duplicou nas mulheres que tomaram pílulas contraceptivas durante mais de 5 anos, mas o risco voltou ao normal 10 anos após a interrupção da pílula.

A American Cancer Society acredita que uma mulher e o seu médico devem considerar se os benefícios da utilização de COs ultrapassam os potenciais riscos. Uma mulher com múltiplos parceiros sexuais deve usar preservativos para reduzir o risco de doenças sexualmente transmissíveis, independentemente da forma de contraceção que utiliza.

Utilização de um dispositivo intrauterino

Um estudo recente demonstrou que as mulheres que tinham utilizado anteriormente um dispositivo intrauterino (DIU) apresentavam um menor risco de cancro do colo do útero. O efeito sobre o risco foi observado mesmo em mulheres que tinham usado um DIU durante menos de um ano, e o efeito protetor manteve-se após a remoção do DIU. A utilização de um DIU pode também reduzir o risco de cancro do endométrio (uterino). No entanto, o DIU apresenta alguns riscos. Uma mulher interessada em usar um DIU deve primeiro discutir os possíveis riscos e benefícios com o seu médico. Além disso, uma mulher com vários parceiros sexuais deve utilizar preservativos para reduzir o risco de doenças sexualmente transmissíveis, independentemente da forma de contraceção que utilize.

Ter várias gravidezes de termo

As mulheres que tiveram três ou mais gravidezes de termo têm um risco acrescido de desenvolver cancro do colo do útero. Ninguém sabe exatamente porquê. Uma teoria é que estas mulheres tiveram relações sexuais desprotegidas para engravidar e, por conseguinte, estiveram mais expostas ao HPV. Estudos demonstraram também que as alterações hormonais durante a gravidez podem tornar as mulheres mais susceptíveis à infeção pelo HPV ou ao crescimento do cancro. Outra ideia é que as mulheres grávidas podem ter um sistema imunitário mais fraco, o que pode favorecer a infeção pelo HPV e o crescimento do cancro.

Ter menos de 17 anos de idade aquando da primeira gravidez de termo

As mulheres que tinham menos de 17 anos quando tiveram a sua primeira gravidez a termo têm quase o dobro da probabilidade de contrair cancro do colo do útero mais tarde do que as mulheres que esperaram até aos 25 anos ou mais para engravidar.

Pobreza

A pobreza é também um fator de risco para o cancro do colo do útero. Muitas mulheres com baixos rendimentos não têm acesso fácil a serviços de saúde adequados, incluindo exames de Papanicolau. Isto significa que podem não ser rastreadas ou tratadas de lesões pré-cancerosas do colo do útero.

Dietilstilbestrol (DES)

O DES é um medicamento hormonal que foi administrado a certas mulheres para evitar abortos espontâneos entre 1940 e 1971. As mulheres cujas mães tomaram DES (quando estavam grávidas) desenvolvem adenocarcinoma de células claras da vagina ou do colo do útero com mais frequência do que o esperado. Este tipo de cancro é extremamente raro em mulheres que não foram expostas ao DES. Existe aproximadamente um caso deste tipo de cancro em cada 1.000 mulheres cujas mães tomaram DES durante a gravidez. Isto significa que aproximadamente 99,9% das "raparigas DES" não desenvolvem este tipo de cancro.

O adenocarcinoma de células claras relacionado com o DES é mais comum na vagina do que no colo do útero. O risco parece ser mais elevado nas mulheres cujas mães tomaram o medicamento durante as primeiras 16 semanas de gravidez. A idade média das mulheres diagnosticadas com adenocarcinoma de células claras relacionado com o DES é de 19 anos. Desde que a FDA suspendeu a utilização de DES durante a gravidez em 1971, mesmo as raparigas mais jovens que tomam DES têm mais de 35 anos, o que significa que já ultrapassaram a idade de maior risco. No entanto, não existe um limite de idade a partir do qual estas mulheres estejam a salvo do cancro relacionado com o DES. Os médicos não sabem exatamente quanto tempo as mulheres continuarão em risco. As raparigas com DES podem também correr um risco acrescido de desenvolver cancros de células escamosas relacionados com o papilomavírus e lesões pré-cancerosas do colo do útero.

Uma história familiar de cancro do colo do útero

O cancro do colo do útero pode estar presente nas famílias. Se a sua mãe ou irmã teve cancro do colo do útero, o risco de desenvolver a doença é 2 a 3 vezes maior do que se nenhum membro da família o tiver tido. Alguns investigadores acreditam que esta tendência familiar se deve por vezes a uma doença hereditária que torna algumas mulheres menos capazes do que outras de combater a infeção pelo HPV. Noutros casos, as mulheres da mesma família de uma paciente que já foi diagnosticada podem ter maior probabilidade de ter um ou mais dos outros factores de risco não genéticos descritos anteriormente nesta secção.

Certas crenças culturais e religiosas afastam as mulheres dos programas de rastreio. As mulheres Chamorro da Micronésia, criadas na religião Mamahloa, são um exemplo dessas comunidades. Assim, as mulheres têm vergonha de revelar qualquer coisa sobre a sua sexualidade ou saúde ginecológica, o que as afasta dos centros de saúde. É por isso que o cancro do colo do útero continua a ser a segunda principal causa de morte entre as mulheres desta comunidade, e a terceira principal causa de morte entre as mulheres asiáticas e caucasianas (Rosario 2011).

2.2 Epidemiologia

Estudos epidemiológicos demonstraram que as infecções por HPV são o principal fator de risco para o cancro do colo do útero. A maioria dos cancros do colo do útero (99%) contém um tipo de ADN de HPV de alto risco (Walboomers et. al., 1999). Estudos demonstraram que cerca de 20% dos cancros orais e carcinomas orofaríngeos são causados por infecções por HPV de alto risco; no entanto, não foi estabelecida qualquer correlação com o álcool e o tabaco (Gillison et. al., 2000).

O cancro do colo do útero é responsável por 2 88 000 mortes por ano, o que o torna a segunda principal causa de morte relacionada com o cancro nas mulheres, a seguir ao cancro da mama. A mortalidade associada ao cancro do colo do útero é responsável por cerca de 5,10 000 casos por ano, dos quais cerca de 80% ocorrem em países em desenvolvimento: em África (68 000), na América Latina (77 000) e na Ásia (2,45 000). Devido à ausência de programas de rastreio, à ignorância e ao estigma social, o cancro do colo do útero é detectado demasiado tarde, resultando em mortalidade em quase todos os casos. Estudos de base populacional revelaram a maior incidência de cancro do colo do útero na América Central e do Sul (93,8 por 1.000 mulheres no Haiti) e (30 por 1.000 na Índia). A África Austral é o país mais afetado pelo cancro do colo do útero, com o número mais elevado a nível nacional (61,4 por 1.000.000 de mulheres na Tanzânia). A Índia é responsável por cerca de 25% da incidência total de cancro do colo do útero a nível mundial. Na Índia, a mortalidade por cancro do colo do útero representa cerca de 85% de todos os casos de cancro nas mulheres. Em 2000, foram diagnosticados 1,26,000 novos casos e, em 2004, registaram-se 71,000 mortes por cancro do colo do útero na Índia (Sankaranarayanan et. al., 2004).

2.3 Tratamento do cancro do colo do útero

2.3.1 *p53, o supressor de tumores*

O p53, o principal supressor de tumores, foi descoberto em 1979 por três grupos independentes (DeLeo et al., 1979; Lane e Crawford, 1979; Linzer e Levine, 1979) como estando associado à proteína SV40 large T. Mais tarde, mutações pontuais no cDNA e no tipo selvagem isolado de células tumorais confirmaram que o p53 tem uma função supressora de tumores e não um papel oncogénico. A inativação do gene p53 é a alteração genética mais comum durante o desenvolvimento dos tumores e cerca de 50% dos tumores humanos contêm mutações no gene p53. A frequência das mutações do gene p53 varia também em função do tipo de cancro: o cancro do pulmão tem 75% de mutações, o cancro da mama 30% e a leucemia 5%. Os restantes 50% dos cancros apresentam um p53 de tipo selvagem com vias de p53 não funcionais. Nas células cancerosas HPV-positivas, o oncogene viral E6 liga-se ao p53 de tipo selvagem para o degradar, o que é conseguido nas células não HPV pelo proto-oncogene Mdm2. A p53, a "guardiã do genoma", controla várias funções celulares, como o crescimento e a divisão celulares normais, a transcrição dos genes, a reparação do ADN e a estabilidade genómica (Hall e Lane, 1997; Lane, 1992). A proteína p53 é considerada uma proteína reguladora crucial que desencadeia sinais a nível celular e, em última análise, a nível de todo o organismo (Hall e Johnson, 1996). A ativação da proteína p53, que provoca a paragem do ciclo celular ou a apoptose, impede a multiplicação das células geneticamente alteradas e substitui progressivamente a população celular normal por células em proliferação (Lane, 1992). A via do p53 é desencadeada por uma variedade de genes de sinalização de stress intrínseco e extrínseco que perturbam os mecanismos homeostáticos celulares que controlam a replicação do ADN, a segregação dos cromossomas e a divisão celular (Vogelstein et al., 2000). O oncogene, o sinal extracelular de crescimento e sobrevivência, a natureza e a intensidade do stress, o nível de expressão endógena da p53 e a sua interação com inibidores específicos interferem com a resposta celular da p53 activada para inibir o crescimento celular. A p53 regula numerosos sinais de stress extracelulares e intracelulares numa resposta inibidora do crescimento. Entre estes sinais, a indução da paragem do crescimento, da apoptose e da senescência é muito importante para a sua função de supressor de tumores (Sionov e Haupt, 1999). Mesmo após 30 anos de investigação sobre o p53, a regulação do p53 por moléculas de sinalização específicas ou por moléculas a jusante mediadas pelo p53 continua a ser descoberta e, recentemente, foram descobertos alguns genes importantes (Jen e Cheung, 2005; Morachis et al., 2009; Matthew et al., 2009; Yoon et al., 2009).

2.3.2 *Controlo do ciclo celular*

Uma das perguntas mais frequentes sobre o cancro é: o que é exatamente o cancro? Antes de responder a esta pergunta, os investigadores tentam compreender como é que as células se replicam em condições normais e cancerosas. O cancro é uma doença em que as células proliferam sem qualquer controlo sobre o ponto de verificação do ciclo celular. Durante a divisão celular, as células duplicam o seu genoma e dividem-se em duas células filhas idênticas. Este processo divide-se em quatro fases sequenciais de divisão celular: G1, durante a qual as células se preparam para sintetizar o ADN; S, onde ocorre a replicação; G2, outra fase de crescimento; e M, mitose (Secko et al., 2003) (Figura 2). Quando desregulados, estes processos conduzem a um crescimento celular alterado e a uma proliferação descontrolada, desencadeando o desenvolvimento de tumores. As células normais seguem um processo ordenado de divisão, crescimento e morte celular programada, conhecida como apoptose. As células cancerosas, por outro lado, não seguem esta via e continuam a dividir-se e a crescer, acabando por dar origem a uma massa de células anormais.

2.3.3 *Quimioterapia e medicamentos quimioterapêuticos*

A quimioterapia é utilizada como tratamento geral para inibir o crescimento das células cancerígenas. A quimioterapia, quando administrada por via sistémica, elimina as células cancerosas metastizadas. Pode ser administrada por via oral sob a forma de comprimidos, por via venosa ou por injeção na cavidade corporal. A quimioterapia destrói as células cancerosas por diferentes mecanismos, consoante o medicamento utilizado. Os relatórios sugerem que a quimioterapia foi utilizada para tratar mais de metade de todos os doentes diagnosticados com cancro. Existem dois tipos de cancro, consoante a sua taxa de crescimento: células cancerosas de crescimento lento e células cancerosas de crescimento rápido. Os agentes quimioterapêuticos visam os padrões de crescimento de tipos específicos de células cancerígenas. Estes agentes eliminam não só as células cancerígenas de crescimento rápido, mas também as células normais, incluindo as células sanguíneas e as células ciliadas. Por conseguinte, alguns efeitos secundários são inevitáveis. A maior parte dos medicamentos quimioterápicos são concebidos para afetar a coerência do material genético da célula ou a sua divisão celular. Alguns destes medicamentos, que foram reformados e se tornaram padrão no tratamento de muitos tipos de cancro, são o paclitaxel, o 5-fluorouracil, o metotrexato, a cisplatina, a vinblastina, a doxorrubicina e a carboplatina. Neste caso, utilizámos a doxorrubicina como fármaco anticancerígeno.

A atividade anticancerígena dos medicamentos depende muito do estado fisiológico das células cancerígenas. A absorção intracelular e a atividade das diferentes classes de fármacos dependem do estado fisiológico, como o ambiente intracelular do tumor. As células tumorais mantêm o seu pH intracelular ligeiramente mais elevado do que o pH extracelular. Além disso, uma pequena alteração do pH influencia as funções celulares básicas, como a manutenção do ATP, a proliferação celular, o transporte celular, a atividade enzimática e pode influenciar a absorção ou a atividade dos fármacos (Parks et al., 2011). As H+-ATPases vacuolares (V-H+-ATPase) transportam iões H+ através da membrana celular e mantêm o valor fisiológico necessário do pH intracelular (Vishvakarma et al., 2010). Os inibidores destes transportadores podem perturbar o gradiente de pH através da membrana celular, tornando as células mais sensíveis aos fármacos. Os inibidores da bomba de protões (IBP) foram diploidizados para inibir a acidificação do pH gástrico e utilizados clinicamente para tratar doentes com doença do refluxo gastro-esofágico (DRGE), esófago de Barrett, úlceras gástricas e duodenais. (Mattsson et al. 1991). O tratamento com IBP pode induzir a apoptose nas células cancerígenas através da alteração do gradiente de pH e da indução de espécies reactivas de oxigénio (ROS). Foi demonstrado que o pantoprazol (PPZ) mata as células do melanoma induzindo a atividade da caspase e a expressão de ROS. Além disso, o pantaprazol demonstrou ter um efeito sinérgico na sensibilização a regimes antitumorais citotóxicos.

A administração *in vivo* de pantaprazol tem mostrado resultados promissores na terapia do cancro. No entanto, o seu efeito no resultado dos fármacos quimioterapêuticos convencionais não está bem explorado.

Com os recentes avanços nas tecnologias clínicas, o papel aparente do pH na sobrevivência e resistência das células tumorais tem sido explorado. A teoria da distribuição do pH descreve a absorção de fármacos fracamente ácidos ou básicos pelas células. Esta teoria explica com êxito a absorção e a eficácia da doxorrubicina nas células cancerosas. Estudos demonstraram que a aplicação de diferentes estratégias para manipular o pHe e o pHi das células cancerosas conduz a melhores resultados terapêuticos (Jonathan W et al. 2011). Além disso, os estudos demonstraram que os IBP aumentam o pHe em resultado de uma glicólise sustentada devido a uma diminuição do pHi. Os PPIs inibem o sequestro de fármacos em organelos intracelulares, permitindo que mais fármacos entrem no núcleo e causem danos no ADN (Krupa J. P. et al.2013).

A resistência aos medicamentos no cancro está associada a múltiplos factores biológicos e fisiológicos. A quimioterapia está associada à toxicidade dos órgãos e à destruição da resposta imunitária. Por conseguinte, são necessárias estratégias para ultrapassar a resistência aos medicamentos e minimizar a dose dos mesmos. A combinação de pantaprazol e doxorrubicina poderia ter um efeito sinérgico na citotoxicidade das células do cancro do colo do útero e do tumor xenoenxertado.

Os danos no ADN estão também associados a um aumento da produção de ROS nas células cancerosas. Observámos um aumento do nível de ROS no tratamento combinado de pantaprazol e doxorrubicina. Também demonstrámos que um sensor de ERO podia inibir a citotoxicidade durante o tratamento combinado. Em conjunto, estes resultados sugerem que a diminuição da proliferação celular e da citotoxicidade está associada ao aumento da produção de ROS durante o tratamento combinado.

Doxorrubicina

A doxorrubicina pertence à classe das antraciclinas e é um dos medicamentos anticancerígenos mais eficazes jamais desenvolvidos (Weiss et al., 1992). Foi isolada de espécies de *Streptomyces*. A doxorrubicina é utilizada para tratar tumores sólidos em crianças, cancro da mama, cancro da tiroide, cancro do ovário, cancro do pulmão, cancro da mama, sarcomas de tecidos moles e linfomas agressivos (Tsukasaki et al., 2007). A doxorrubicina provoca a morte celular ao intercalar-se entre os pares de bases do ADN. Este processo resulta na inibição da síntese e da transcrição do ADN (Sengupta et al., 1995). A doxorrubicina também interfere com a função da enzima topoisomerase tipo II, causando quebras no ADN genómico. A influência da doxorrubicina nestas funções vitais afecta a integridade do ADN, promovendo, em última análise, a apoptose. Tal como muitos outros medicamentos quimioterapêuticos convencionais, as antraciclinas eliminam as células cancerosas através de uma citotoxicidade direta. A doxorrubicina é administrada por via intravenosa.

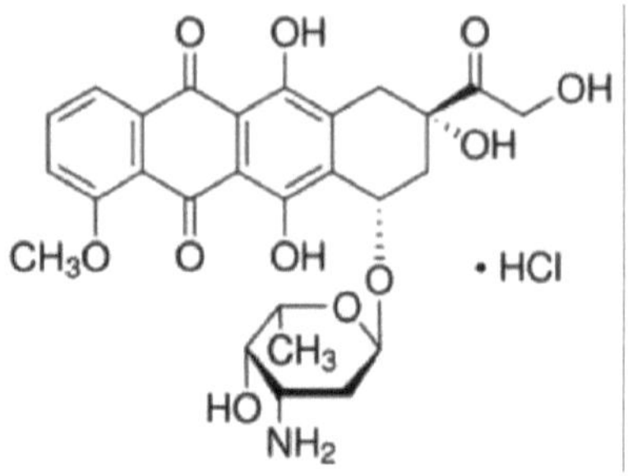

Fig. 2: Estrutura da doxorrubicina

2.3.4 Inibição da bomba de protões

Os inibidores da bomba de protões (IBP) são uma classe de compostos que bloqueiam a secreção de ácido pelas células parietais do estômago, aliviando assim as perturbações relacionadas com a acidez. Pensa-se que os IBP entram nas células parietais por difusão. Uma vez nas células, são protonados para a sua forma ativa quando entram no gradiente de pH mais baixo presente perto do canalículo secretor. Esta forma activada pode então ligar-se covalentemente à "bomba de protões", codificada por dois genes, ATP4A e ATP4B. A ligação do inibidor da bomba de protões ao complexo ATP4A/ATP4B impede a secreção ácida, aliviando assim os sintomas relacionados com a acidez. As bombas de protões nas células parietais estão num estado de fluxo constante, com bombas de protões activas presentes na membrana e bombas inactivas em vesículas no citoplasma. O processo de tráfico de vesículas do citoplasma para a membrana, com a subsequente integração da bomba de protões, é complexo e depende de vários factores e proteínas. A SNAP25 e a STX1A localizam-se na membrana apical e pensa-se que contribuem para a integração da vesícula na membrana. A STX3, a RAB11 e a VAMP2 localizam-se com a bomba de protões (ATP4A/ATP4B) nas vesículas e podem ajudar a reconhecer a SNAP25 e a STX1A ou a integrar a membrana.

Sabe-se que o aumento dos níveis intracelulares de Ca2+ e AMPc aumenta o tráfico vesicular para a membrana, embora ainda não tenham sido elucidados todos os passos envolvidos na transdução de sinal. As cascatas de sinalização podem ser iniciadas pela ligação de uma série de ligandos diferentes aos respectivos receptores. A principal via de sinalização é a ligação da histamina ao recetor HRH2. Este sinal actua através de uma proteína G, cuja subunidade alfa se pensa que ativa a adenilatociclase (AC), que converte o ATP em AMPc. A subunidade beta gamma G ativa a PI3K, que catalisa a conversão de PIP2 em PIP3, e pensa-se que ativa a AKT3, que por sua vez pode ativar a PDE3A, que converte o AMPc em AMP, terminando assim o sinal. Alguns relatórios indicam que a gastrina pode estimular diretamente a secreção ácida, mas a atividade mais potente da gastrina é a libertação de histamina das células vizinhas através da ligação ao recetor da gastrina CCKBR (que também está presente nas células parietais). Pensa-se que a somatostatina tem um papel inibidor direto menor na secreção ácida nas células parietais, ligando-se ao recetor SSTR2, mas o seu principal papel na secreção ácida é inibir a libertação de histamina das células vizinhas, o que inibe indiretamente a secreção ácida ao impedir a sua ativação.

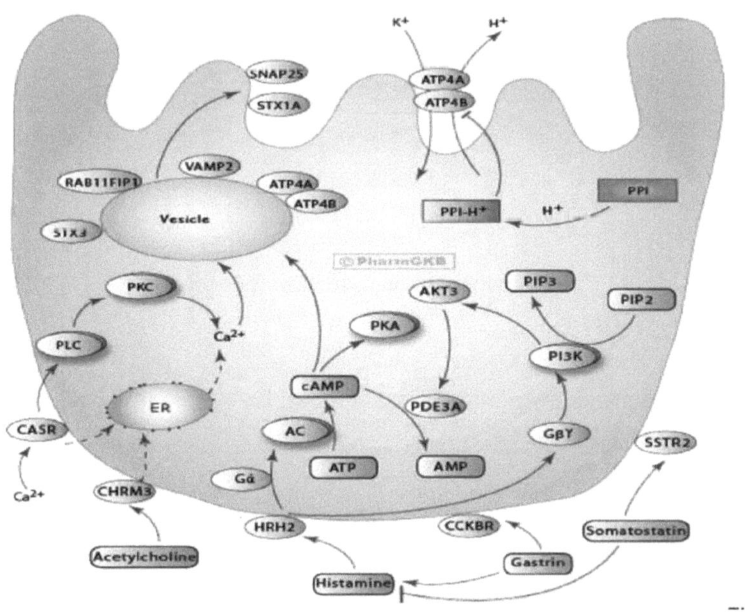

Fig. 3: Inibição da sinalização da bomba de protões

Sabe-se também que os níveis de Ca2+ intracelular aumentam o tráfico vesicular para a membrana, conduzindo a bombas de protões mais activas e a um aumento da secreção ácida. O aumento do Ca2+ intracelular tem sido associado à ligação da acetilcolina ao recetor CHRM3, que presumivelmente liberta Ca2+ das reservas intracelulares no retículo endoplasmático (RE). Outra via de sinalização recentemente descoberta é a ligação do Ca2+ extracelular ao recetor sensível ao cálcio (CASR), que também conduz a um aumento da concentração intracelular de Ca2+, provavelmente através da libertação de reservas de cálcio no RE. A fosfolipase C (PLC) e a proteína quinase C (PKC) estão ambas envolvidas na via de sinalização do Ca2+.

Pantaprazol

O pantaprazol é um IBP utilizado no tratamento da doença do refluxo gastro-esofágico (DRGE), do esófago de Barrett e das úlceras gástricas e duodenais. A atividade anticancerígena do pantoprazol foi estudada no cancro da mama, no melanoma e noutros tumores malignos.

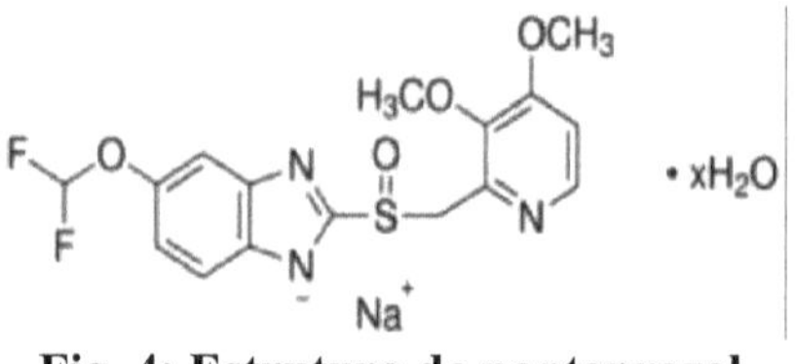

Fig. 4: Estrutura do pantaprazol

2.3.5 Vacina

Existem dois tipos de vacinas que foram produzidas e aprovadas para utilização. São elas a Gardasil, aprovada pela Food and Drug Administration (FDA) e produzida pela Merixk (White House Station, NJ), e a Cervarix, produzida pela Glaxo Smithkilne (Filadélfia, PA), que está atualmente aprovada na Austrália e na Europa e está a ser revista pela FDA (Godrey J.R. 2007). Ambas as vacinas são administradas como vacinas profilácticas, o que significa que são especificamente concebidas para prevenir possíveis infecções por HPV, por oposição às vacinas terapêuticas que tratam infecções adquiridas. Para ficar totalmente protegida, uma pessoa deve receber a série de três doses (National Centre For Immunisation Research & Surveillance 2010). As adolescentes vacinadas também devem participar em programas de rastreio quando tiverem idade para o fazer, uma vez que as vacinas não protegem contra cerca de 30% dos tipos de HPV, sendo necessário monitorizar o seu estado (Jermal et al. 2011).

(i) Gardisal

O medicamento é feito a partir da composição da proteína L1 dos tipos 6, 11, 16 e 18 do HPV, combinada com um adjuvante de alumínio. Trata-se de um medicamento profilático, o que significa que o seu principal objetivo é prevenir a infeção pelo HPV. São recomendadas três doses para mulheres com idades compreendidas entre os 11 e os 15 anos, mas pode ser administrada a raparigas a partir dos 9 anos. A vacina é 100% eficaz na prevenção da neoplasia intra-epitelial cervical 2 e 3, bem como do adenocarcinoma in situ. É 98% eficaz contra os tipos 6 e 11, e 100% eficaz contra os tipos 16 e 18, prevenindo a neoplasia intra-epitelial vulvar. A vacina é ainda mais eficaz se o paciente não tiver sido infetado por nenhum destes tipos de HPV antes da administração da vacina (Pallecaros 2007). A Gardisil é administrada em três doses de 1,5 ml por via intramuscular. Pode ser administrada a partir dos 0, 2 e 6 meses de idade. A segunda dose pode ser administrada um mês após a primeira. A última dose é administrada pelo menos 3 meses após a segunda dose (NCIRS 2010).

(ii) Cervarix

As combinações utilizadas para fabricar o cervarix são partículas virais da proteína L1 do capsídeo principal dos tipos 16 e 18 do HPV, misturadas com o sistema adjuvante AS04, que contém um lípido 3-0-desacil-4, monofosforil e um sal de hidróxido de alumínio. O medicamento foi introduzido pela Medimmune em 1998 e, após uma série de ensaios, foi aprovado pela FDA em março de 2007. Destina-se a mulheres jovens, com idades compreendidas entre os 10 e os 15 anos, para prevenir o cancro do colo do útero, as NIC 2 e as NIC 1, que são causadas pelos tipos 16 e 18 do HPV. O Cervarix foi aprovado na União Europeia para utilização em mulheres mediante determinação da eficácia nas mulheres com idades compreendidas entre os 15 e os 25 anos e mediante determinação da imunogenicidade nas mulheres com idades compreendidas entre os 10 e os 25 anos. Até à data, a vacina está aprovada em mais de 95 países em todo o mundo, incluindo 27 países europeus, entre os quais a Finlândia (VRBPAC 2007).

Até à data, os estudos sobre a vacina cervarix foram realizados em três fases, estando atualmente em curso uma quarta fase na Finlândia, com um alvo de 70 000 raparigas adolescentes com idades compreendidas entre os 12 e os 15 anos. Cerca de 30 000 destas raparigas receberão a vacina, o que permitirá avaliar a segurança e a eficácia da vacina contra o vírus HPV. Está a decorrer outro ensaio nos Estados Unidos, onde um total de 50 000 mulheres vacinadas com a vacina cervarix serão observadas para detetar possíveis doenças auto-imunes ou o aparecimento de anomalias durante a gravidez em mulheres vacinadas (VRBPAC 2007).

(iii) Ensaio clínico de uma vacina

Harper falou da investigação sobre as vacinas atualmente produzidas e da sua eficácia na prevenção do cancro do colo do útero. Dois grupos de mulheres com idades compreendidas entre os 15 e os 26 anos receberam três doses das vacinas aprovadas. O grupo do Futuro 1, que não tinha sido infetado com cancro do colo do útero, teve uma boa prevenção pré-vacinação das lesões cervicais (NIC-1, NIC-2 e NIC-3) e do adenocercinoma in situ, causados pelos HPV 6, 11, 16 e 18. Verificou-se que a vacina tem uma duração mínima de 3 anos. Os futuros 2, que se encontravam no mesmo grupo etário que os primeiros e nunca tinham sido infectados com HPV 16 e 18, revelaram-se totalmente imunes a NIC-2, NIC-3 e adenocarcinoma in situ causados pelos tipos 16 e 18. A vacina teve uma duração de 3 anos. No estudo Future 1, a eficácia da vacina foi de 98% em mulheres que nunca tinham sido infectadas por nenhum dos tipos de HPV mencionados, enquanto a sua eficácia caiu para 55% em mulheres que tinham sido infectadas antes da vacinação. No estudo Future 2, a vacina foi 95% eficaz em mulheres que nunca tinham sido infectadas com os tipos 16 e 18 do HPV, enquanto a sua eficácia foi reduzida para 44% em mulheres infectadas com o vírus no momento da vacinação. Estes ensaios permitiram recomendar a vacina às mulheres sexualmente activas, bem como às jovens universitárias, mesmo que ainda não sejam sexualmente activas, o que levantou a questão de saber se as jovens eram demasiado jovens para este tipo de exposição, mas é necessário reduzir a taxa de cancro do colo do útero através da sensibilização. Embora a vacina ainda não seja 100% protetora, continuam a ser realizados estudos para melhorar as vacinas. Os testes de rastreio regulares podem ajudar as pessoas a saber mais sobre o seu estado (Godrey 2007).

As duas doses são geralmente administradas em três doses, cada uma contendo 0,5 ml de injecções intramusculares, ao longo de um período de seis meses. Os doentes a quem foram injectadas as vacinas sofreram reacções adversas nos locais de injeção, tais como dor, eritema e edema, mas não foram comunicados problemas graves. As mulheres que não tinham sido infectadas com qualquer genótipo de HPV antes da vacina tinham uma proteção de 90%. As vacinas não podem proteger contra infecções por HPV já existentes, razão pela qual a melhor forma de as administrar é antes de a mulher se tornar sexualmente ativa, o que, em alguns casos, é o caso das raparigas com idades compreendidas entre os 11 e os 13 anos (OMS 2007).

2.4 Espécies reactivas de oxigénio (ERO)

As espécies reactivas de oxigénio aparecem nas células através da geração de radicais livres no metabolismo celular ou através da interação de factores ambientais com material biológico. Estas ERO são muito importantes para a manutenção da fisiologia celular. O seu equilíbrio também desempenha um papel importante nas células. Níveis elevados de ERO podem danificar as células, enquanto níveis baixos podem alterar o perfil metabólico básico das células. O desequilíbrio dos níveis de ROS pode resultar de alterações no metabolismo celular, infecções, factores ambientais e parasitas. O envelhecimento está também associado a um aumento dos níveis de ERO. Os ERO podem reagir com materiais biológicos como os lípidos, o ADN e os aminoácidos. O efeito dos ERO depende da sua concentração e do tipo de célula-alvo. Uma baixa concentração de ROS é necessária para manter a fisiologia celular básica, enquanto uma concentração mais elevada pode levar à transformação maligna das células ou induzir a apoptose, dependendo do tipo de célula. Estudos sugerem que a morte de células necróticas está principalmente associada a níveis aumentados de ERO. Os ERO desempenham papéis diametralmente opostos nas células normais e malignas. Nas células normais, provocam danos no ADN que podem levar à malignidade, ao passo que nas células malignas, os ERO são produzidos em níveis excessivos e provocam a morte celular. O stress oxidativo inibe o crescimento das células tumorais através de vários mecanismos celulares, como a inclusão do p53 ou a ativação de outras vias que conduzem à ativação da caspase. Foi demonstrado que os medicamentos quimioterapêuticos convencionais induzem níveis de ROS nas células cancerígenas. Os vários factores fisiológicos envolvidos na ação anticancerígena estão ilustrados no diagrama esquemático (Fig. 3). Os radicais livres provenientes de fontes metabólicas ou ambientais interagem continuamente nos sistemas biológicos e há provas de que os oxidantes e os antioxidantes devem estar em equilíbrio para imitar os danos moleculares, celulares e tecidulares. Estes danos podem ter origem no metabolismo do nosso

próprio organismo, na exposição ao stress ambiental, em infecções, microrganismos, vírus, parasitas, etc. e, naturalmente, no envelhecimento. As estruturas biológicas, nomeadamente os lípidos polinsaturados das membranas, o ADN e os aminoácidos, são as moléculas-alvo que reagem com os ERO. Os efeitos celulares dos radicais livres dependem da sua concentração e do tipo de célula-alvo: a baixas concentrações, os ERO estão envolvidos na transdução de sinais e regulam assim a expressão dos genes, ao passo que concentrações elevadas de ERO provocam a transformação maligna ou a apoptose, consoante o tipo de célula. A morte celular necrótica ocorre principalmente com níveis muito elevados de ERO. A ação dos radicais livres nas células normais e nas células tumorais parece ser diametralmente oposta: quando os radicais livres atacam as células normais, podem ocorrer danos no ADN, conduzindo ao desenvolvimento de tumores, ao passo que quando os mesmos radicais livres são produzidos em excesso nas células tumorais, há uma ação benéfica, nomeadamente a eliminação dessas células. O stress oxidativo leva à inibição do crescimento das células tumorais por vários mecanismos, nomeadamente o aumento da p53, a inativação da Bcl-2 e o encurtamento dos telómeros. Os tratamentos anti-cancro que actuam através da formação de ERO incluem a radiação, as antraciclinas, a hipertermia e a terapia fotodinâmica. Mas existem também substâncias fisiológicas, como os ácidos gordos poli-insaturados (nomeadamente os ácidos gordos n 3
), citocinas e 2-metoxiestradiol, que exercem um efeito anti-cancerígeno pelos mecanismos mencionados.

Atualmente, as radiações ionizantes e a quimioterapia à base de antraciclinas (em especial a doxorrubicina) são os tratamentos contra o cancro que geram ROS mais frequentemente utilizados. $_2$As antraciclinas são capazes de gerar aniões superóxido (O), geralmente através de ciclos redox com o oxigénio. Estes fármacos contêm entidades de transferência de electrões que aceitam prontamente electrões de fontes biológicas e depois os transferem para o oxigénio, resultando na produção de aniões superóxido. $_{2}^{-}{}_{22}$?A conversão de O leva à produção de outras espécies reactivas de oxigénio, como o peróxido de hidrogénio (H O) ou o radical hidroxilo (OH), altamente reativo. As seguintes reacções estão envolvidas neste processo:

$$2\ O_2^- + 2\ H_2O\ ?\ 2\ H_2O_2 + O_2 \qquad \text{(reação da catalase)}$$
$$Fe(II) + H_2O_2?\ Fe(III) + OH? + OH \qquad \text{(reação de Fenton)}$$

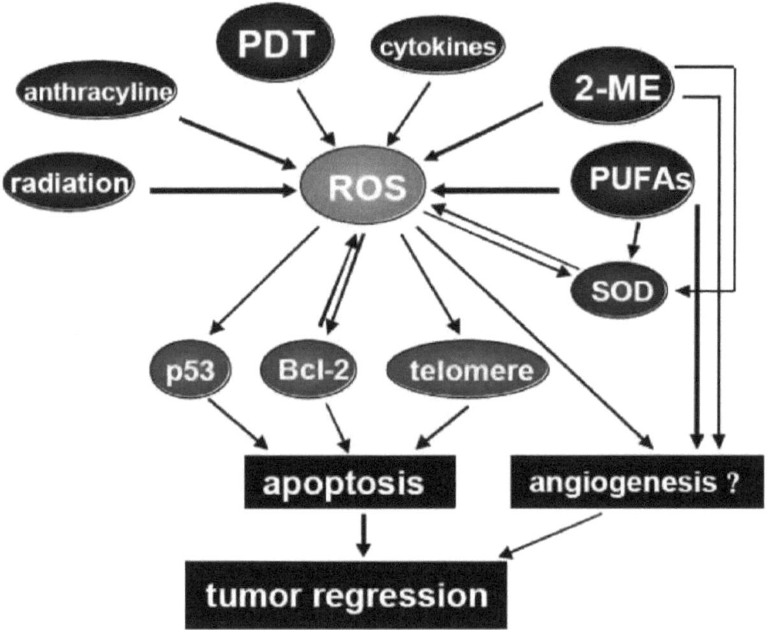

Fig. 5: Panorâmica dos diferentes factores envolvidos na regressão dos tumores através da formação de ROS (www.intechopen.com)

2.4.1 ROS e apoptose

Kerr (1972) propôs que a apoptose é a morte celular programada. A resistência aos medicamentos está associada à inibição da morte celular apoptótica, ao passo que a morte celular apoptótica mediada por ROS não é uma via de sentido único.

2.4.2 Os ERO induzem a apoptose

A morte celular apoptótica caracteriza-se pela auto-digestão controlada da célula. Distingue-se da necrose por características morfológicas e bioquímicas distintas, tais como a condensação da cromatina, o descolamento da superfície da membrana, a fragmentação do ADN oligonucleossómico e, finalmente, a decomposição da célula numa série de unidades mais pequenas (fragmentos ligados à membrana). Estes fragmentos são denominados corpos apoptóticos e, na maioria dos tecidos, são fagocitados pelas células adjacentes. Estes eventos estão associados à ativação de proteases específicas chamadas caspases e à perda da assimetria dos fosfolípidos da membrana, levando à externalização da fosfatidilserina (Fabisiak et al, 1998). A apoptose pode ser desencadeada por uma variedade de estímulos, incluindo hipertermia, retirada de factores de crescimento ou hormonas, glucocorticóides, oxidantes, radiação ionizante e muitas classes de agentes quimioterapêuticos. A viabilidade das células depende do tipo de stress a que estão sujeitas. Após um sinal apoptótico, as células sofrem uma peroxidação lipídica progressiva. As ROS e os danos oxidativos têm sido implicados na indução da apoptose (Dimmeler et al, 1998). O proto-oncogene Bcl-2 é único entre os genes celulares devido à sua capacidade, em muitos contextos, de bloquear a morte apoptótica. Além disso, foi proposto um mecanismo no qual o Bcl-2 regula as vias antioxidantes nos locais de produção de radicais livres. A proteína Bcl-2 protege contra a apoptose, bloqueando a libertação do citocromo c. Esta proteína pode, portanto, ter uma função antioxidante (Cai et al, 1998). Relatórios anteriores sugerem que o oxigénio inibe a proliferação de linfócitos e fibroblastos humanos. Várias linhas de evidência implicam o stress oxidativo como um mediador putativo da apoptose. Este actua reduzindo a glutationa intracelular, o principal tampão do estado redox celular, e/ou aumentando as espécies reactivas celulares (Suzuki et al,

1998). Em doses baixas, o H2O2 induz a apoptose através da produção de radicais OH e da alteração da via oxidante/antioxidante.

Muitos agentes quimioterapêuticos convencionais e a radioterapia induzem a morte celular nas células cancerosas através da geração de ROS. Os compostos anticancerígenos recentemente descobertos também induzem a apoptose das células cancerosas através da geração de ERO. A apoptose induzida por ROS envolve diferentes mecanismos. Os estudos examinaram o efeito citotóxico direto dos agentes quimioterapêuticos convencionais ou do fator de necrose tumoral humano recombinante (rhTNF) através da geração de ERO. Foi proposto que as ROS induzem a apoptose; o mecanismo poderia ser a ativação de várias caspases ou a regulação positiva dos receptores de morte. Foi demonstrado que o pré-tratamento com N-acetilcisteína (NAC) ou outros antioxidantes inibe significativamente a apoptose. Recentemente, foram explorados outros mecanismos moleculares envolvidos na apoptose mediada pelos ERO. Estes incluem diferentes vias de sinalização que conduzem à morte celular apoptótica.

Verificou-se que níveis baixos de ROS estão geralmente associados à resistência aos medicamentos nas células cancerígenas. Um nível elevado de ROS é geralmente considerado mais sensível aos agentes anti-cancro.

A via apoptótica mitocondrial

A via apoptótica mitocondrial foi descoberta pela primeira vez por Newmeyer e colegas (Newmeyer et. al., 1994). O citocromo C citosólico libertado do espaço da membrana externa mitocondrial é um regulador chave da via apoptótica mitocondrial (Liu et al., 1996) porque causa a permeabilização da membrana mitocondrial. Outros factores, como a Apaf-1, a procaspase-9 e o ATP (Li et al., 1997; Zou et al., 1997), também estão envolvidos na via apoptótica. O apoptossoma, um complexo macromolecular, é formado pela interação direta da Apaf-1 e do citocromo C (Hu et al., 1999; Saleh et al., 1999; Zou et al., 1999).

Isto desencadeia a ativação da caspase reguladora (caspase 9) que, por sua vez, ativa a cascata de caspases efectoras (caspase 3 e 7) (Slee et al., 1999). O papel da membrana mitocondrial na regulação da via apoptótica mitocondrial é, portanto, crucial porque limita a entrada do citocromo C.

Os membros pró-apoptóticos da família BH promovem e as moléculas anti-apoptóticas inibem a permeabilização da membrana externa mitocondrial e a libertação de citocromo C (Jurgensmeier et. al., 1998; Shimizu et. al., 1999). A molécula apoptótica Bax forma uma estrutura tetramérica e insere-se diretamente na membrana mitocondrial, criando canais que provocam a libertação de citocromo C e a reorganização da membrana, gerando sinais apoptóticos (Basanez et al., 1999; Jurgensmeier et al., 1998; Gross et al., 1998). A Bax também interage com o canal de aniões dependente de voltagem (VDAC) para formar canais alargados que facilitam a libertação de citocromo C (Shimizu et al., 1999). Para elucidar o mecanismo de libertação do citocromo C, foram efectuados estudos sobre os domínios BH e verificou-se que o domínio BH3 estava envolvido na libertação do citocromo C (Cosulich et. al., 1997). Os membros anti-apoptóticos da família BH heterodimerizam com os membros pró-apoptóticos, impedindo assim a ativação dos membros pró-apoptóticos e a sua inserção nos membros mitocondriais (Borner, 2003). A sobrevivência e a morte celular são ditadas pelo equilíbrio molar entre as moléculas pró- e anti-apoptóticas. A formação de homodímeros pró-apoptóticos promove a apoptose, enquanto a formação de heterodímeros de membros pró- e anti-apoptóticos da família BH promove a sobrevivência celular.

2.5 Apoptose

A apoptose é uma forma de morte celular destinada a eliminar as células não funcionais ou alteradas na sequência de um stress genotóxico. É uma morte programada orquestrada pela ativação funcional de cisteíno-proteases-caspases (cisteíno-proteases específicas, aspartato-proteases) que clivam o substrato alvo para o inativar ou ativar (Wolf e Green, 1999). As caspases são os iniciadores e executores da apoptose. As caspases iniciadoras interagem com adaptadores que têm a sua própria atividade autocatalítica, levando à clivagem e ativação de caspases "executoras" a jusante, que coordenam a desmontagem proteolítica da célula. O processo apoptótico é subdividido em duas categorias: a via extrínseca e a via intrínseca.

A apoptose e o cancro são fenómenos opostos, mas tem sído amplamente referido que as ERO desempenham um papel fundamental em ambos. As provas de que a apoptose pode ser induzida por ERO provêm de estudos em que os mediadores da apoptose induzem a produção intracelular de ERO ou são inibidos pela adição de antioxidantes. Embora o mecanismo envolvido seja ainda controverso, o estado redox e/ou o peróxido de hidrogénio foram ambos propostos como factores críticos (Tanaka et al; 1998). Além disso, a indução da carcinogénese tem sido claramente associada a danos oxidativos no ADN (Mills et al; 1998) e o produto oxidativo do ADN, 8-oxo-2'-deoxiguanosina, demonstrou ser altamente mutagénico. Pensa-se que os ERO contribuem para a carcinogénese interferindo com os sistemas de cascata de sinalização, incluindo, entre outros, o fator de transcrição nuclear kappa B (NFkB), a proteína-1 activada (AP-1), a fosfolipase A2, as proteínas quinases activadas por mitogénio (MAPK) e a c-Jun quinase.

As células respondem rapidamente ao desequilíbrio redox com uma infinidade de respostas biológicas, incluindo a paragem do crescimento específico do ciclo celular, a transcrição de genes, o desencadeamento de vias de transdução de sinais e a reparação de ADN danificado. Estes eventos iniciais são susceptíveis de determinar se uma célula irá necrosar, senescer, apoptose ou sobreviver e proliferar.

Muitos tumores foram associados à inibição da apoptose: linfomas foliculares, carcinomas com mutações no p53: cancro do colo do útero, carcinoma medular da mama, cancro do pulmão, cancro colorrectal; e tumores dependentes de hormonas: como o cancro da mama, da próstata e do ovário (Gretarsdottir et al. 1998).

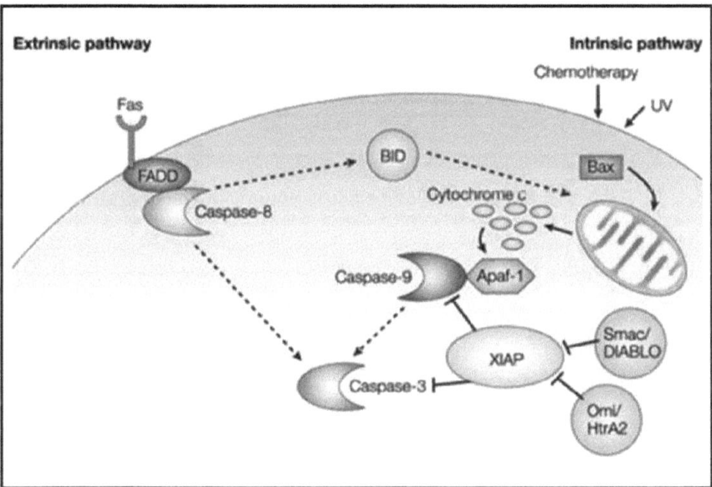

Fig. 6: Apoptose - vias extrínseca e intrínseca (www.ebi.ac.uk)

2.5.1 *Via extrínseca*

As vias apoptóticas são iniciadas na membrana plasmática por receptores de morte. Os sinais de morte, tais como Apo3L, TNF-a, Trail/Apo2L e o ligando Fas [FasL]/Apo1L/CD95L, transmitem sinais de morte aderindo aos seus receptores de superfície celular correspondentes. Forma-se então um complexo de sinalização indutor de morte (DISC) que, por sua vez, ativa a apoptose celular mediada pela caspase-3 através da ativação da procaspase-8.

2.5.2 *Via intrínseca*

A apoptose é a permeabilização da membrana externa das mitocôndrias em resposta a sinais de morte, o que leva à libertação no citoplasma de várias moléculas promotoras da morte, como o Smac e o citocromo-c. A Smac exerce os seus efeitos bloqueando as funções das proteínas que inibem a apoptose

(IAPs). Por fim, o citocromo-c liga-se ao fator 1 de ativação da protease apoptótica (Apaf-1) através da sua oligomerização e da mobilização subsequente da procaspase-9 para formar um complexo apoptossoma. Estes complexos apoptossómicos apresentam uma atividade proteolítica e clivam a procaspase-9 para formar um estado ativo, que, em última análise, conduz à morte celular apoptótica através da ativação do efector caspase-3 (Budihardjo et al., 1999; Zou et al., 1999; van Grup et al., 2003; Yan e Shi, 2005).

AGRADECIMENTOS

Os autores agradecem ao **Department of Medical Genetics, Sanjay Gandhi Post Graduate Institute of Medical Sciences (SGPGIMS), Lucknow,** pela conceção, desenvolvimento do manuscrito e realização do trabalho de investigação. **Ashok Kumar** e **Kapil Avasthi** agradecem ao **Ministério da Ciência e Tecnologia, Nova Deli (DST-NPDF-2015/000951)** e ao **DST-Inspire**, respetivamente, pela concessão de uma bolsa de estudo e de uma subvenção à investigação.

REFERÊNCIAS

Almond J.B., Cohen G.M., The proteasome: a novel target for cancer chemotherapy. Leukemia. 2002; 16: 433-443.

Amrendra K. A., Avtar S. M., Bhat M.K., Human papillomavirus 18 E6 inhibits phosphorylation of p53 expressed in HeLa cells. Cell & Bioscience. 2012, 2:2.

Angelo D.M., Rossella C., Maria L.M., Martina B., Manuela I., Antonello V., Giulietta V., Francesco L., Elisabetta I., Mariantonia L., Pamela D.M., Mario S., Monica R., Franca P., Licia R., Stefano F., pH-dependent antitumor activity of proton pump inhibitors against human melanoma is mediated by inhibition of tumor acidity. Int J Cancer. 2010 ; 127 : 207-219.

Angelo De Milito, Stefano Fais, Tumour acidity, chemoresistance and proton pump inhibitors. Future Oncolgy. 2005; 1(6): 779-786.

B. Shen, P.J. He, C.L. Shao, Norcantharidin induziu a apoptose de células DU145 através de disfunção mitocondrial mediada por ROS e depleção de energia. PLoS One. 2013 ; 8 : e84610.

Bergmann K1, Hoppe F, He Y, Helms J, Muller-Hermelink HK, Stremlau A, de Villiers EM,. DNA do papilomavírus humano em colesteatomas. Int J Cancer. 1994 ; 59(4) : 463-6.

Brand MD. Os locais e a topologia da produção de superóxido mitocondrial. Exp Gerontol. 2010; 45: 466-472.

Cai J, Jones DP, Superoxide in apoptosis: Mitochondrial generation triggered by cytochrome c loss, J. Biol. Chem. 1998; 273: 11401-11404.

Cancer Research UK (CRU) 2008 - Tratamento do cancro do colo do útero - Um guia rápido.

Catherine K.L. Ian F.T., Flow cytometric analysis of doxorubicin accumulation in cells from human and rodent cell lines (Análise citométrica de fluxo da acumulação de doxorrubicina em células de linhas celulares humanas e de roedores). J Natl Cancer Inst. 1989; 81: 55-59.

Croce M.V., Rabassa M.E., Price M.R., Segal-Eiras A., MUC1 mucin and carbohydrate associated antigen as tumor markers in head and neck squamous cell carcinoma. Pathol Oncol Res. 2001; 7(4): 284-91.

Cutts S.M., Nudelman A., Rephaeli A., Phillips D.R., The power and potential of doxorubicin-DNA adducts. IUBMB Life. 2005 ; 57 : 73-81.

De Milito A., Canese R., Marino M.L., Borghi M., Iero M., Villa A., Venturi G., Lozupone F., Iessi E., Logozzi M., Della Mina P., Santinami M., Rodolfo M., Podo F., Rivoltini L., Fais S., pH dependent antitumor activity of proton pump inhibitors against human melanoma is mediated by inhibition of tumor acidity. Int J Cancer. 2010 ; 127 : 207-19.

De Milito A1, Iessi E, Logozzi M, Lozupone F, Spada M, Marino ML, Federici C, Perdicchio M, Matarrese P, Lugini L, Nilsson A, Fais S., Proton pump inhibitors induce apoptosis of human B-cell tumors through a caspase-independent mechanism involving reactive oxygen species. Cancer Res. 2007; 67: 5408-17.

Di Paolo A., Bocci G., Drug distribution in tumors: mechanisms, role in drug resistance, and methods for modification. Curr Oncol Rep. 2007; 9: 109-14.

Dimmeler S, Haendeler J, Sause A, Zeiher AM, Nitric oxide inhibits APO 1/Fas-mediated cell death, Cell Growth Differ. 1998; 9: 415-422.

Durand RE, Olive P.L., Flow cytometry studies of intracellular adriamycin in single cells in vitro. Cancer Res. 1981; 41: 3489-3494.

Eva C. V., Mouad E., Stephen J. P., Ilya G., Anna S. G., Reactive oxygen species produced by NAD(P)H oxidase inhibit apoptosis in pancreatic cancer cells. J Biol Chem. 2004 ; 279 : 34643-34654.

F. Buttgereit, M. D. Brand, A hierarchy of ATP-consuming processes in mammalian cells. Biochem J. 1995; 312: 163-167.

Fais S., De Milito A., You H., Qin W., Targeting Vacuolar H+-ATPases as a new strategy against cancer. Cancer Res. 2007, 67(22) : 10627-30.

Fabisiak JP, Tyurina YY, Tyurin AA, Lazo JS, Kagan VS, Ramdom versus selective membrane phos- pholipid oxidation in apoptosis: role of phosphatidylserine, Biochemistry. 1998 ; 37 : 13781-13790.

Frattini M.G, Laimins L.A., Binding of human papillomavirus origin recognition protein E1 is regulated by complex formation with enhancer binding protein E2. Proc Natl Acad Sci USA. 1994 ; 91(26) : 12398-402.

G. Noel, C. Peterson, A. Trouet, P. Tulkens, Uptake and subcellular localization of daunorubicin and adriamycin in culture fibroblasts. Eur J Cancer. 1978 ; 14 : 363-368.

Gewirtz DA. A critical evaluation of the proposed mechanisms of action for the antitumor effects of the anthracycline antibiotics adriamycin and daunorubicin. Biochem Pharmacol. 1999 ; 57 : 727-741.

Gillison ML, Evidence for a causal association human papillomavirus and a subset of head and neck cancers. J Natl Cancer Inst. 2000; 92(9): 709-20.

Gretarsdottir S, Thorlacius S, Valgardsdottir R, Gudlaugsdottir S, Sigurdsson S, Stenarsdottir M, et al, BRCA2 and p53 mutations in primary breast cancer in relation to genetic instability, Cancer Res 1998; 58: 859-862.

Godfrey, J. 2007. Towards optimalHealth, Diane M. Harper, M.D., M.S., M.P.H. Discute a vacina contra o HPV e a prevenção do cancro do colo do útero. Journal of women's Health. 2007; 16(10): 139-1401.

Grieshaber S, et al. Determinação do ambiente físico no interior da inclusão de Chlamydia trachomatis utilizando sondas ratiométricas selectivas de iões. Cellular Microbiology. 2002 ; 4(5) : 273-283.

H. Wiseman, B. Halliwell, Damage to DNA by reac-tive oxygen and nitrogen species: role in inflammatory disease and progression to cancer. Biochem J.

1996; 313: 17-29.

Hanahan D., Weinberg R.A., The Hallmarks of cancer. Cell. 2000; 1016: 81683-9.

Herbert, J. & Janis, C. Reducing patient risk for human papillomavirus infection and cervical cancer. Journal of the American osteopathic association 2008; 108(2): 65-70.

He H., Liu X., Wang D., Wang Y., Liu L., Zhou H., Luo X., Wang N., Ji B., Luo Y., Zhang T., SAHA inibe a iniciação da transcrição dos genes HPV18 E6/E7 em células de cancro cervical HeLa. Gene. 2014; 553: 98-104.

Ivanova D., Bakalova R., Lazarova D., Gadjeva V., Zhelev Z., O impacto das espécies reativas de oxigênio nas estratégias terapêuticas anticâncer. Adv Clin Exp Med. 2013; 22: 899-908.

Jemal, A. ; Bray, F. ; Center, M ; Ferlay, J.Ward, E. & Forman D. Global cancer statistics.CA ; A cancer journal for clinicians. 2011 ; 61(2) ; 61-90.

Joshua AM, Saggar JK, Yu M, Wang M, Kanga N, Zhang NY, Chen X, et al. Tannock, Effect of pantoprazole to enhance activity of docetaxel against human tumour xenografts by inhibiting autophagy. British Journal of Cancer. 2015 ; 112 : 832-840.

Kerl K., Ries D., Unland R., Borchert C., Moreno N., Hasselblatt M., Jurgens H. Kool M., Gorlich D., Eveslage M., Jung M., Meisterernst M., Fruhwald M., O inibidor da histona desacetilase SAHA actua em sinergia com a fenretinida e a doxorrubicina para controlar o crescimento de células tumorais rabdóides. BMC Cancer. 2013 ; 13 : 286.

Kerr R.O., Cardamone J., Dalmasso A.P., Kaplan M.E., Two mechanism of erythrocyte destruction in penicillin-induced haemolytic anemia. N Engl J Med. 1972; 287(26): 1322-5.

Lambert PF, Replicação do ADN do papilomavírus. J Virol. 1991 ; 65(7) : 3417-

20.

Lamins LA, The biology of of humanPapillomavirus : from warts to cancer. Infect agent Dis. 1993; 2(2): 74-86.

Lankelma J., Dekker H., Luque F.R., Luykx S., Hoekman K., van der Valk P., van Diest P.J., Pinedo H.M., Doxorubicin gradients in human breast cancer. ClinCancer Res. 1999 ; 5 : 1703-7.

Lara G., Marcello P., Milena N., Sara D.B., Erika , Linda B., Andrea C., Interferindo com o metabolismo de ROS em células cancerosas: O papel potencial da quercetina. Cancros 2010, 2, 1288-1311.

Luciani F., Spada M., De Milito A., Molinari A., Rivoltini L., Montinaro A., Marra M., Lugini L., Logozzi M., Lozupone F., Federici C., Lessi E., Parmiani G., Arancia G., Belardelli F., Fais S., Effect of proton pump inhibitor prereatment on resistance of solid tumors to cytotoxic drugs. J Natl Cancer Inst. 2004 ; 96(22) : 1702-1713.

M .A. Jordan, R. J. Toso, D. Thrower, L. Wilson, Mechanism of mitotic block and inhibition of cell proliferation by taxol at low concentrations. Proc. Natl. Acad. Sci. USA. 1993 ; 90 : 9552-9556.

Marino M.L., Fais S., Djavaheri-Mergny M., Villa A., Meschini S., Lozupone F., Venturi G., Della Mina P., Pattingre S., Rivoltini L., Codogno P., De Milito A., Proton pump inhibition induces autophagy as a survival mechanism following oxidative stress in human melanoma cells. Cell Death Dis. 2010 ; 1 : e87.

Masahiko T., Masaya H., Hideaki M., Manami Y., Toshiaki O., Masayasu O. Masahiro F., Os grânulos de stress inibem a apoptose reduzindo a produção de espécies reactivas de oxigénio. Mol Cell Biol. 2013 ; 33 : 815-829.

Mills EM, Takeda K, Yu ZX, Ferrans V, Katagiri Y, Jiang H, Lavigne MC, et al, O tratamento com o fator de crescimento nervoso impede o aumento do superóxido produzido pelo fator de crescimento epidérmico nas células PC12, J. Biol. Chem. 1998; 273: 2216522168.

Mohr I.J., Clark R., Sun S., Androphy E.J., MacPherson P., Botchan M.R,. Direcionamento da proteína de replicação E1 para a origem de replicação do papilomavírus por meio da formação de complexos com o transativador E2. Science. 1990 ; 250(4988) : 1694-9.

N . Raghunand, X. He, R. van Sluis, B. Mahoney, B. Baggett, C. W. Taylor, G. Paine-Murrieta, D. Roe, Z. M. Bhujwalla e R. J. Gillies, Enhancement of chemotherapy by manipulation of tumour pH. Br J Cancer. 1999 ; 80 : 10051011.

Centro Nacional de Investigação e de Vigilância das Vacinas. 2010. Vacinas contra o papilomavírus humano (HPV) para australianos: Informação para os prestadores de serviços de imunização.

Nishi T., Forgac M., The vacuolar (H^)-ATPases-nature's most versatile proton pumps. Nat Rev Mol Cell Biol. 2002 ; 3 : 94-103.

Nowell PC, A evolução clonal das populações de células tumorais. Science 1976, 194 : 23-28.

Okabe M., Unno M., Harigae H., Kaku M., Okitsu Y., Sasaki T., Mizoi T., Shiiba K., Takanaga H., Terasaki T., Matsuno S., Sasaki I., Ito S., Abe T., Characterization of the organic cation transporter SLC22A16 : a doxorubicin importer. Biochem Biophys Res Commun. 2005 ; 333 : 754-762.

Pallecaros, A. & Vonau, B. Human papiloma virus vaccine-more than a vaccine.current opinion in obstetrics and gynecology. 2007; 2007(19): 154-546.

Patel K.J., Lee C., Tan Q., Tannock I.F., Utilização do inibidor da bomba de protões Pantoprazol para modificar a distribuição e a atividade da doxorrubicina: uma estratégia potencial para melhorar a terapia de tumores sólidos. Clin Cancer Res 2013; 19: 6766-6776.

Programa para a Tecnologia Apropriada na Saúde (PATH). 2000. Planeamento da prevenção adequada do cancro do colo do útero.

Pawel S., Alzbeta H., Shalini P., Richard D. V.J., Adrian L. H., Importância do pH intracelular na determinação da absorção e eficácia do fármaco quimioterapêutico fracamente básico, doxorrubicina. 2012; 7(4): e35949.

Prabhakaran K., Li L., Borowitz J.L., Isom GE., Caspase inhibition alters cyanide-induced cell death by increasing reactive oxygen species generation and PARP-1 activation. Toxicol Appl Pharmacol. 2004 ; 195 : 194202.

R. Sankaranarayanan, R. Rajkumar, S. Shastri, P. Basu, R Sharma, C. mahe, G. amin, O papel da ampliação de baixo nível na inspeção visual com ácido acético para a deteção precoce da neoplasia cervical. Journal of Gynecologic Oncology. 2004; 28(5) : 345-51.

Ralph S.J., Rodrlguez-Enrlquez S., Neuzil J., Moreno-Sanchez R., Bioenergetic pathways in tumor mitochondria as targets for cancer therapy and the importance of the ROS-induced apoptotic trigger. Mol Aspects Med. 2010 ; 31 : 29-59.

Renschler MF, The emerging role of reactive oxygen species in cancer therapy (O papel emergente das espécies reactivas de oxigénio na terapia do cancro). Eur J Cancer. 2004 ; 40 : 1934-1940.

Robey I.F., Baggett B.K., Kirkpatrick N.D., Roe D.J., Dosescu J., Sloane B.F., Hashim A.I., Morse D.L., Raghunand N., Gatenby R.A., Gillies R.J., Bicarbonate increases tumor pH and inhibits spontaneous metastasis. Cancer Res 2009; 69: 2260-2268.

Rosário, A.M. 2010. Satisfazer as necessidades de cuidados de saúde das mulheres Chamorro: examinar o impacto cultural do Mamhlao no rastreio ginecológico. Pacific Health Dialog. 2010 ; 16(1/2010) : 81-82.

Rotin D., Robinson B., Tannock I.F., Influence of hypoxia and an acidic environment on the metabolism and viability of cultured cells: potential implications for cell death in tumours. Cancer Res. 1986; rusuc6: 2821-6.

Saonere, A.J. Awareness screening programmemen reduces the risk of cervical cancer in women. Revista Africana de Farmácia e Farmacologia 2010; 4(6): 314-323.

Schneider Y.J., Baurain R., Zenebergh A., Trouet A., DNA binding parameters of daunorubicin and doxorubicin under the conditions used to study the interaction of anthracycline-DNA complexes with cells in vitro. Cancer Chemother Pharmacol. 1979 ; 2 : 7-10.

Scottish Intercollegiate Guideline Network (SIGN) 2008. Gestão do cancro do colo do útero. Uma diretriz clínica nacional

Scott G., Joel A. S., Ted H., Drug Resistance and Cellular Adaptation to Tumor Acidic pH Microenvironment. Mol. Pharmaceutics. 2011 ; 8 : 2032-2038.

Sengupta S., Boge T.C., Georg G.I., Himes R.H., Interação de um análogo fluorescente do paclitaxel com a tubulina. Biochemistry. 1995 ; 34(37) : 11889-94.

Sook J. L., Sung O. H., Eun J.N., Dong U.K., Miyoung N., Jong H. K. Joo H. N. Kwang L.H., A transactivação de bad induzida por Vorinostat por p53 acetilado melhora a citotoxicidade induzida por doxorrubicina em células de cancro do colo do útero. Experimental & Molecular Medicine. 2014; 46:e76.

Sudjit L., Pithi C., Ubonthip N., Stephen S., Leonard, Christian S., Liying W., Rojanasakula Y., Mitochondrial superoxide mediates doxorubicin induced keratinocyte apoptosis through hoxidative modification of ERK and Bcl-2 ubiquitination. Biochem.Pharmacol. 2012 ; 83 : 1643-1654.

Suzuki Y, Ono Y, Hirabayashi Y, Rapid and specific reactive oxygen species generation via NADPH oxidase activation during Fas-mediated apoptosis, FEBS Lett. 1998; 425: 209-212.

Tanaka K, Pracyk JB, Takeda K, Yu ZX, Ferrans VJ, Deshpande SS, et al,

Expression of Id1 results in apoptosis of cardiac myocytes through a redoxdependent mechanism, J. Biol. Chem. 1998; 273: 25922-25928.

Tephen R. Byrn, Gary D. Dolch, Analysis of binding of daunorubicin and doxorubicin to DNA using computerized curve-fitting procedures. J Pharm Sci. 1978;67: 688-693.

Ustav M., Ustav E., Szymanski P., Stenlund A., Identification of the origin of replication of bovine papillomavirus and characterisation of the viral origin recognition fator E1. Embo J. 1991; 10(13): 4321-9.

Comité Consultivo para as Vacinas e Produtos Biológicos Afins (VRBPAC) 2009. Cervarix. Informações do VRBPAC. Associação de Alimentos e Medicamentos.

Van Delft M.F., Huang D.C., How the Bcl-2 family of proteins interacts to regulate apoptosis (Como a família de proteínas Bcl-2 interage para regular a apoptose). Cell Res. 2006 ; 16 : 203-213.

Vishvakarma N.K., Singh S.M., Immunopotentiating effect of proton pump inhibitor pantoprazole in a lymphoma-bearing murine host: Implication in antitumor activation of tumor-associated macrophages. Immunology. 2010 ; 134 : 83-92.

Vogelstein B, Kinzler KW, Cancer genes and the pathways they control. Nat Med 2004, 10 : 789-799.

OMS. 2002. Rastreio do cancro do colo do útero nos países em desenvolvimento. Relatório da Consulta da Organização Mundial de Saúde.

OMS 2007. O cancro do colo do útero pode ser prevenido? Revista europeia sobre saúde sexual e reprodutiva n° 64/2007.

W. Li, RA Anderson, Star-PAP controla a regulação de HPV E6 de p53 e sensibiliza as células para VP-16, Oncogene. 2014 ; 33 : 928-932.

W. S. Ryu, J. Lee, J. K. Jeong, W. Y. Cho, G. S. Yoon ,Characterization of a ciselement required for packaging and replication of human hepatitis B virus. 1992 ; 186(2) : 701-11.

W. Wieser, G. Krumschnabel, Hierarquias de processos de consumo de ATP: medições directas comparadas com indirectas e aspectos comparativos. Biochem J. 2001; 355: 389-395.

Walboomers J.M., Jacobs M.V., Manos M.M., Bosch F.X., Kummer J.A., Shah K.V., Snijders P.J., Peto J, Meijer CJ, Munoz N., Human papillomavirus is a necessary cause of invasive cervical cancer worldwide. J Pathol. 1999; 189(1) 12-9.

Weiss RB, The antracyclines: will we ever find a better Doxorubicin. Semin Oncol. 1992; 19(6): 670-86. Revisão.

Woodman C.B., Collins S.I., Young L.S., The nature history of cervical HPV infection: unresolved issues. Nat Rev Cancer. 2007 ; 7(1) : 11-22.

Xiao D., Powolny A.A., Singh S.V., O isotiocianato de benzilo visa a cadeia respiratória mitocondrial para desencadear a apoptose dependente de espécies reactivas de oxigénio em células de cancro da mama humano. J Biol Chem. 2008; 283: 30151-30163.

Yeo M., Kim D.K., Kim Y.B., Oh T.Y., Lee J.E., Cho S.W., Kim H.C., Hahm K.B., Indução selectiva de apoptose com inibidor da bomba de protões em células de cancro gástrico. Clin Cancer Res. 2004 ; 10 : 8687-96.

Zhang S., Wang Y., Li S, J., Lansoprazole induces apoptosis of breast cancer cells through inhibition of intracellular proton extrusion. Comunicações de Pesquisa Bioquímica e Biofísica. 2014 ; 448 : 424-429.

Zhu X., Wang K., Zhang K., Zhu L., Zhou F., Ziyuglycoside II induz a paragem do ciclo celular e a apoptose através da ativação da via ROS/JNK em células de cancro da mama humano. Toxicol Lett. 2014; 227: 65-73.

Zur Hausen H., de Villiers E.M. Human papillomaviruses. Annu Rev Microbiol.

1994; 48: 427-47.

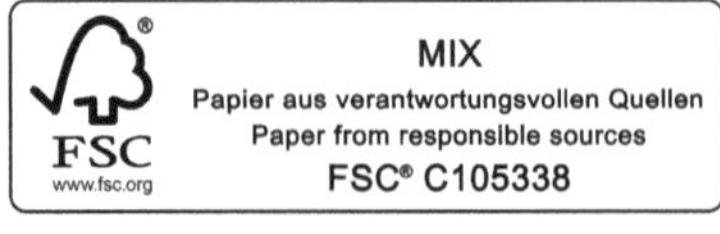

Printed by Books on Demand GmbH, Norderstedt / Germany